ASILE DÉPARTEMENTAL D'ALIÉNÉS
DE MAYENNE.

RÈGLEMENT

SUR LE

SERVICE INTÉRIEUR

IMPRIMERIE A. DERENNE

Près le Pont-Neuf, à Mayenne,

PARIS, BOULEVARD SAINT-MICHEL, 52.

1876.

ASILE D'ALIÉNÉS DE MAYENNE

RÈGLEMENT

ASILE DÉPARTEMENTAL D'ALIÉNÉS
DE MAYENNE.

RÈGLEMENT

SUR LE

SERVICE INTÉRIEUR

IMPRIMERIE A. DERENNE
Près le Pont-Neuf, à Mayenne,
PARIS, BOULEVARD SAINT-MICHEL, 52.
1876.

ASILE DÉPARTEMENTAL D'ALIÉNÉS DE MAYENNE

RÈGLEMENT

DU

SERVICE INTÉRIEUR

SECTION PREMIÈRE.

Destination de l'Établissement.

ARTICLE PREMIER.

L'Asile public des aliénés de Mayenne est exclusivement consacré aux aliénés des deux sexes.

ART. 2.

Il reçoit :

1° Les aliénés entretenus au compte du département de la Mayenne;

2° Suivant les places disponibles, des aliénés entretenus au compte des départements étrangers, des administrations et des familles.

ART. 3.

L'Asile contient des places distinctes pour les malades soumis au régime commun et ceux qui sont l'objet de régimes spéciaux.

Les places du régime commun au nombre de quatre cents sont attribuées aux aliénés dont la pension payée par les départements, les administrations publiques ou les familles n'excèdent pas le taux de la première classe.

Les places des régimes spéciaux au nombre de dix sont réservées aux aliénés pour qui les administrations publiques et les familles paient les prix de pension fixés par l'article 108 pour les premières classes.

SECTION II.

Administration.

ART. 4.

L'Asile est administré par un directeur-médecin sous l'autorité du Préfet du département et sous la surveillance d'une commission.

SECTION III.

Commission de surveillance.

ART. 5.

Dans la première séance la commission de surveillance fixe le jour et l'heure des réunions.

Ces réunions ont lieu dans l'intérieur de l'Asile. Les réunions des séances extraordinaires seulement peuvent être tenues en dehors et avec autorisation spéciale du Préfet.

ART. 6.

Les délibérations ne sont valables qu'autant que trois des membres au moins, non compris le Directeur-Médecin, assisteront à la Séance.

ART. 7.

Dans la séance ordinaire du mois de décembre, la commission désigne par une délibération dont copie est immédiatement adressée au Préfet celui de ses membres dont le temps d'exercice est accompli (ordonnance du 10 décembre 1839, art. 2, paragraphe 1er).

ART. 8.

Dans la séance ordinaire de janvier, elle nomme son président et son sécrétaire, répartit entre ses membres les attributions de surveillance à exercer par chacun d'eux dans l'intervalle des séances sur les diverses parties du service et désigne celui d'entr'eux qui doit remplir pendant l'année les fonctions d'administrateur provisoire des biens des aliénés.

ART. 9.

En cas d'absence ou d'empêchement, le président est remplacé par le membre le plus anciennement en fonctions ou par le doyen d'âge s'il y a durée égale de fonctions.

ART. 10.

Les délibérations de la commission de surveillance sont transcrites sur un registre spécial signé par les membres présents et confié à la garde du directeur.

SECTION IV.

Directeur-Médecin.

ART. 11.

Le Directeur-Médecin est chargé sous l'autorisation du Préfet de l'administration intérieure de l'Asile de la gestion de ses biens et de ses revenus.

ART. 12.

Il pourvoit sous les conditions prescrites par la loi, à l'admission ou à la sortie des aliénés, il est chargé de la correspondance et de tout ce qui concerne la police de l'établissement, il tient ou fait tenir sous sa responsabilité :

1° Les registres precsrits par la loi de 1838, articles 12 et 18;

2° Les registres du mouvement de la population constatant jour par jour, mois par mois, année par année, le nombre des journées de présence pour toutes ces catégories de personnes nourries dans l'établissement;

3° Un registre-matricule du personnel, des fonctionnaires, employés, préposés et servants ;

4° Le registre des décès prescrit par l'article 80 du Code Napoléon;

5° Un sommier des propriétés immobilières, rentes, créances, composant l'actif de l'Asile;

6° Un registre des minutes de la correspondance;

7° Un registre des mandats classés d'après l'article du budget des dépenses;

8° Un répertoire des archives;

Art. 13.

Il prépare les budgets annuels et les soumet, avec l'avis de la Commission de surveillance à l'approbation du Préfet, deux mois au moins avant l'ouverture de la session du Conseil général.

Il présente au Préfet dans le mois qui suit la clôture de l'exercice, le compte administratif et moral de l'établissement accompagné de la délibération de la Commission de surveillance qui l'a vérifié et en a constaté les résultats.

Art. 14.

Il constate les sommes à recouvrer par le Receveur, remet à ce comptable en temps utile, les titres qui établissent la nature et la quotité des créances, et se fait rendre compte par lui des diligences exercées.

Il procède à la vérification de la caisse à l'époque de la clôture de la gestion de l'exercice, et à des époques déterminées, toutes les fois qu'il le juge convenable.

Art. 15.

Toutes les dépenses en deniers sont mandatées par le Directeur.

ART. 16.

Les dépenses à faire à titres d'avances, aux pensionnaires ou à titre d'emploi, de l'avoir des pensionnaires, doivent être autorisées par le Directeur préalablement et par écrit qu'elles s'opèrent par voie d'achat au dehors ou de prélèvement sur les magasins de l'établissement.

ART. 17.

Le Directeur fait dresser et soumet à l'approbation du Préfet, avec l'avis de la commission de surveillance, le devis des travaux d'entretien et de réparation des bâtiments; il peut, toutefois, en cas d'urgence, ordonner sous l'autorisation du préfet, les travaux de réparations dont la dépense sera imputable sur les crédits ouverts au budget qui n'excède pas le tiers du crédit alloué.

ART. 18.

Le Directeur surveille les opérations de l'économe, les réceptions et distributions des fournitures, il vérifie les restes en magasin, d'après les états de situation qui lui sont fournis périodiquement et sur sa demande. A la fin de chaque année, il procède au recollement de l'inventaire avec le concours d'un membre de la commission de surveillance désigné par elle.

ART. 19.

Le Directeur fait connaître chaque jour par un bulletin officiel à l'économe :

1° Le nombre des individus à nourrir, d'après l'état de la population dans les diverses catégories fixées par le règlement ;

2° Le régime alimentaire du jour comprenant la fixation en nombre et en nature des mêts du régime ordinaire pour chaque catégorie et des mets de remplacement.

Art. 20.

Le Directeur-Médecin ne peut ordonner aucun changement à la distribution des bâtiments, à la destination des localités, à l'organisation des services que sur l'avis de la commission de surveillance et avec l'autorisation du Préfet.

Art. 21.

A la séance ordinaire de chaque mois, le Directeur porte à la connaissance de la commission, les faits qui se sont accomplis pendant le mois précédent.

Il met sous ses yeux le mouvement de la population, la situation de la caisse et un état indiquant la suite donnée aux affaires antérieurement délibérées.

Art. 22.

Le Directeur signale immédiatement au Préfet les évasions, accidents, tentatives ou accomplissement de meurtre ou de suicide.

Il lui rend également compte de tout manquement grave imputé aux fonctionnaires et employés non soumis aux peines disciplinaires édictées par l'article 178.

Art. 23.

Le Directeur ne peut s'absenter plus de deux jours sans

l'autorisation du Ministre de l'Intérieur, hormis le cas d'urgence prévu par la circulaire du 18 juin 1856. Le service est alors confié par le Préfet à un médecin désigné par lui pour ce qui concerne le service médical et à un intérimaire spécial pour l'administration proprement dite.

SECTION V.

Receveur-Econome.

Art. 24.

Le receveur-économe est exclusivement chargé, comme receveur de la perception des revenus, du paiement de toutes les dépenses. Il est tenu d'exercer personnellement sa gestion.

La caisse est ouverte tous les jours non fériés de 9 heures du matin à 4 heures du soir.

Art. 25.

Le receveur est soumis aux dispositions relatives aux comptables publics; sa responsabilité, de même que ces agents, il se conforme aux lois, ordonnances, instructions ministérielles qui régissent la comptabilité des établissements de bienfaisance.

Art. 26.

Il lui est expressément interdit d'effectuer le paiement des mandats, même acquittés, entre les mains d'intermédiaires attachés à quelque titre que ce soit à l'établissement.

ART. 27.

Il doit ouvrir tous les comptes particuliers et tenir les livres auxiliaires que peut réclamer la comptabilité spéciale relative au dépôt d'argent et au pécule des travailleurs.

ART. 28.

Il remet au Directeur dans la quinzaine qui suit l'expiration du trimestre, la balance des comptes et le bordereau de la situation prescrite par les règlements.

ART. 29.

Dans le premier trimestre de l'année, il remet une copie de son compte au Directeur qui le soumet avec son avis à la commission de surveillance et le transmet ensuite au Préfet.

ART. 30.

Il est tenu de remettre au Directeur sur sa demande, à toute époque et chaque mois pour la séance obligatoire, la balance des comptes et la situation de la caisse.

SECTION VI.

Economats.

ART. 31.

Les services économiques de l'établissement sont confiés à l'économe, sous l'autorité et la surveillance du Directeur-Médecin.

Art. 32.

L'économe est chargé de la réception, de la conservation des denrées et autres objets de consommation.

Art. 33.

Il ne peut recevoir de fournitures que des mains des individus avec lesquels l'administration a passé des marchés réguliers, et qui sont nominativement désignés dans l'ordre d'achat émané du Directeur.

Il vérifie les fournitures au moment de leur réception, et si elles ne lui paraissent pas de bonne qualité ou conformes aux conditions des marchés, il les refuse et en exige le remplacement.

En cas de difficultés avec les fournisseurs, l'économe en refère au Directeur qui statue.

Art. 34.

Il ne reçoit les denrées destinées à la pharmacie que sur un bulletin du Directeur-Médecin.

Art. 35.

Il a la garde de tous les magasins, de la lingerie, du vestiaire et la surveillance de la cuisine et de tous les services généraux.

Art. 36.

Il procède ou fait procéder par les agents de l'économat, à la distribution des divers objets de consommation en se conformant au règlement et aux ordres écrits du Directeur-Médecin.

ART. 37.

Les écritures doivent être passées sur le journal au moment même où les distributions sont faites et conformément à ces distributions.

Les écritures et les livraisons faites par l'économe doivent être quotidiennes pour toutes les distributions alimentaires.

ART. 38.

Pour la livraison des aliments non préparés et la distribution des aliments préparés, l'économe est tenu de se conformer :

1° Au bulletin officiel transmis par le Directeur en exécution de l'article 20 (modèles n° 1 et 2).

2° Au relevé des cahiers de visite indiquant les modifications individuelles prescrites par le médecin (modèles n° 3, 4 et 5).

3° Aux allocations fixées par le tarif du régime alimentaire, pour les rations et fractions de ration (modèles n°s 6, 8, 9 et 10).

ART. 39.

Pour la justification des opérations relatives à la consommation alimentaire de chaque jour, l'économe est tenu de se régler sur les documents énumérés dans l'article précédent et sur la constatation régulière des restes provenant des livraisons et des distributions de la veille, en se conformant aux modèles (n°s 11 et 12).

Art. 40.

L'économe est chargé de veiller à l'entretien et à la conservation du mobilier.

Il dresse l'inventaire général du mobilier de l'établissement (modèle n° 13) et les carnets d'inventaires pour chacune des divisions.

Nul objet porté sur les inventaires n'en peut être retranché que par suite de réintégration régulière dans les magasins ou de procès-verbal de destruction ou d'usure rédigé par l'économe et approuvé par le Directeur et un membre de la commission de surveillance.

L'économe est responsable de tout déficit qui au moment du recollement annuel ou à toute autre époque, est reconnu provenir de sa faute ou de sa négligence.

Art. 41.

Tous les objets pour lesquels il n'a été fait ni marchés, ni adjudication, sont achetés par lui en vertu d'ordres du Directeur, comme receveur, il en acquitte le prix.

Art. 42.

Il est expressément interdit à l'économe de rédiger lui-même ou de faire rédiger par quelque personne attachée à l'établissement les factures des fournisseurs.

Art. 43.

Néanmoins, pour les achats relatifs à la consommation journalière et pour les mêmes dépenses qui ne comportent ni factures régulières ni mandats spéciaux, le receveur met à la disposition de l'économe, à titre d'avances, sur l'ordonnancement du Directeur, une somme qui ne peut excéder 300 francs.

Lorsque cette somme est dépensée, l'économe en justifie l'emploi par un état détaillé dans lequel les dépenses sont classées, conformément aux articles du Budget et il ne lui est remis de nouveaux fonds qu'après le visa et l'approbation de cet état par le Directeur.

Art. 44.

L'économe est soumis aux dispositions des lois relatives aux comptables publics et à leur responsabilité.

Il tient les écritures conformément aux instructions relatives à la comptabilité matières.

Art. 45.

Il remet au Directeur dans les cinq premiers jours de chaque mois un relevé du grand livre comprenant les opérations du mois précédent et constatant les restes en magasin.

Il est responsable de tout déficit non justifié par un procès-verbal de déchet, coulage ou destruction, signé par le Directeur et un membre de la commission de surveillance.

Art. 46.

Il remet dans les trois premiers mois de chaque année, son compte de gestion au Directeur, qui soumet ce compte avec l'avis de la commission de surveillance, à l'approbation du Préfet.

SECTION VII.

Employés et Préposés.

ART. 47.

Les employés attachés à la direction et à l'économat sont tenus d'être dans leurs bureaux respectifs depuis 8 heures du matin jusqu'à 6 heures du soir.

ART. 48.

Les divers préposés et gens de service sont placés sous l'autorité du Directeur et sous les ordres immédiats des chefs de service auxquels ils sont attachés.

ART. 49.

Le concierge est tenu de faire exécuter à l'égard de tous, sans exception, la consigne générale et les consignes particulières qui lui sont données par le Directeur et qui doivent être affichées dans sa loge.

Il prend le matin et remet le soir chez le Directeur les clefs aux heures fixées pour l'ouverture et la fermeture de la porte de l'établissement.

SECTION VIII.

Service Médical.

ART. 50.

Le personnel du service médical est composé ainsi qu'il suit :

1° Le Directeur-Médecin;

2° L'élève interne.

ART. 51.

Sont attachés au service médical les sœurs hospitalières, dont la supérieure remplit les fonctions de surveillante en chef dans la section des femmes;

2° Un surveillant en chef dans la section des hommes;

3° Les infirmiers, et à défaut de sœurs hospitalières, des infirmières dont le nombre est fixé par le Préfet.

ART. 52.

L'élève interne est nommé par le Préfet sur la présentation du Directeur-Médecin.

Il doit être âgé de 21 ans au moins et avoir dix inscriptions.

ART. 53.

Le Directeur-Médecin peut demander au Préfet la révocation de l'élève interne; la commission de surveillance est toujours entendue.

ART. 54.

Tous les préposés et gens de service désignés dans le 2me et le 3me paragraphe de l'article 51 sont nommés par le Directeur.

Ils sont révocables par le Directeur pour cause d'infidélité, d'insubordination ou d'inconduite et pour le cas prévu par l'article 96 de ce réglement (art. 107 du réglement ministériel).

SECTION IX.

Art. 55.

Le service médical est placé sous l'autorité du Médecin-Directeur.

Art. 56.

Le Médecin-Directeur remplit, sous sa responsabilité toutes les obligations imposées aux médecins des établissements d'aliénés par la loi du 30 juin 1838.

Pour la délivrance des certificats que cette loi exige, il ne peut être suppléé en cas d'absence autorisée ou d'empêchement constaté que par le médecin spécialement désigné à cet effet par le Préfet.

Art. 57.

Il règle le mode de placement, de surveillance et de traitement des aliénés.

Il désigne seul les aliénés pour les travaux et les exercices auxquels ils peuvent être occupés.

Il veille à l'accomplissement de toutes les obligations imposées à l'élève interne.

Il s'assure que les employés et gens de service ont pour les aliénés et les malades les égards convenables et veillent à la bonne tenue des salles et des quartiers.

Art. 58.

Il visite chaque jour les aliénés de toute classe et de toute catégorie.

Il est accompagné dans ses visites qui commencent à huit heures du matin, par l'élève interne, le surveillant en chef chez les hommes et la surveillante en chef chez les femmes.

Art. 59.

Le Médecin-Directeur tient ou fait tenir au moment de sa visite les cahiers de visite, le cahier de pharmacie et les cahiers de notes pour les observations.

Art. 60.

Les cahiers de visite sont divisés en deux séries, l'une pour les jours pairs, l'autre pour les jours impairs.

Le nombre des cahiers de visite est égal à celui des divisions de l'établissement.

Les cahiers indiquent nominativement pour chaque malade les prescriptions alimentaires et les prescriptions pharmaceutiques et médicales de toute espèce.

Immédiatement après la visite de chaque division, le cahier, signé par le Directeur-Médecin est transmis à l'Economat d'où, après le dépouillement des prescriptions alimentaires, il est renvoyé à la division à laquelle il se rapporte.

Art. 61.

Le cahier de la pharmacie est signé par le médecin et transmis à la pharmacie immédiatement après la fin de la visite générale.

L'élève interne se concerte avec la sœur de la pharmacie pour l'administration des médicaments dangereux ; il extrait du cahier de pharmacie pour lui-même un état nominatif des prescriptions qu'il lui appartient d'exécuter personnellement et pour le surveillant en chef et la surveillante en chef un état nominatif des prescriptions médicales dont l'exécution est confiée aux infirmiers et aux infirmières.

ART. 62.

Le Médecin-Directeur fait rédiger et tenir au courant par l'élève interne les observations individuelles comprenant pour chaque aliéné l'indication du nom, des prénoms du sexe, de l'âge, du lieu de naissance et de domicile de la profession, du jour de l'entrée, de la sortie, et du décès, l'abrégé historique, l'indication de ses causes, le mode de sa terminaison, l'exposé sommaire du traitement ainsi que le résultat de l'autopsie, au cas de décès.

Les observations terminées par la sortie ou par la mort sont réunies et reliées en volume à la fin de chaque année et déposées dans les archives.

ART. 63.

Indépendamment du rapport trimestriel prescrit par l'article 20 de la loi du 30 juin 1828, le médecin doit dans les trois premiers mois de chaque année, rédiger un compte général et détaillé et un relevé statistique du service médical pendant l'année précédente. Le compte rendu du service médical et le compte moral et administratif sont transmis en double expédition au Préfet, avec l'avis de la commission de surveillance.

ART. 64.

Immédiatement après le décès d'un malade, le corps sera porté à la salle des morts et l'état extérieur du corps ainsi que le décès sera préalablement constaté par l'interne et à son défaut par le Directeur-Médecin lui-même.

Les parents seront prévenus du décès et il ne pourra être procédé à l'autopsie lorsqu'ils y auront formé une opposition écrite.

Les autopsies seront faites par le Directeur-Médecin qui en dictera immédiatement le procès-verbal à l'élève interne et y apposera sa signature.

ART. 65.

Le Directeur-Médecin ne peut être intéressé dans la gestion ni attaché soit comme médecin habituel, soit comme médecin consultant au service médical d'un établissement privé destiné au traitement de l'aliénation mentale.

L'exercice de la médecine extérieure lui est également interdit.

ART. 66.

Le médecin est chargé de faire toutes les opérations chirurgicales que l'état des malades pourrait réclamer, il peut se faire aider ou suppléer dans les cas graves par un chirurgien de la localité.

SECTION X.

Pharmacie.

ART. 67.

Le service de la pharmacie est confié à une sœur hospitalière sous la surveillance du Directeur-Médecin.

Art. 68.

Elle est autorisée à préparer elle-même les tisanes, les potions huileuses, les potions simples, les cataplasmes, les fomentations, les médicaments sous le nom de préparations magistrales.

Art. 69.

Tous les autres médicaments doivent être fournis par un pharmacien légalement reçu.

Art. 70.

La sœur de la pharmacie ne peut délivrer aucun médicament que sur la prescription expresse et nominative du Directeur-Médecin, et pour l'usage exclusif des aliénés et de ceux des employés préposés ou servants qui sont nourris et logés dans l'établissement.

Art. 71.

Elle livre aux infirmiers ou infirmières les médicaments destinés aux aliénés, conformément aux prescriptions du cahier de pharmacie ou aux ordonnances spéciales délivrées dans le cours de la journée par le médecin ou à son défaut par l'interne.

Dans le cas où les médicaments prescrits contiennent des substances dangereuses, la sœur de la pharmacie ne peut les confier qu'à l'interne exclusivement chargé de les administrer aux malades.

Art. 72.

L'économe tient les écritures relatives à la gestion de la pharmacie.

Les registres nécessaires à la tenue de cette comptabilité sont cotés et paraphés par le Directeur qui les vérifie au moins une fois par trimestre.

Avant l'expiration du premier trimestre le compte de pharmacie de l'année précédente, est remis au Directeur qui, après l'avoir approuvé, le joint au compte de gestion de l'économe comme pièces justificatives.

Art. 73.

Il sera procédé, chaque année, par l'économe en présence du Directeur-Médecin, à un recollement ou inventaire de tous médicaments existant en magasin, à la date du 31 décembre.

Les résultats de cette opération seront constatés et certifiés par ceux qui y auront concouru.

Il sera dressé un procès-verbal de mise au rebut des médicaments avariés et hors d'état d'être employés constatant l'indication de la cause de l'avarie.

SECTION XI.

Élève interne.

Art. 74.

L'élève interne seconde le Directeur-Médecin.

ART. 75.

Il reste en exercice pendant trois ans. Il peut se faire recevoir pendant cet intervalle docteur en médecine, sans être obligé de renoncer à ses fonctions.

Une prolongation de l'internat pendant une ou plusieurs années peut être accordée par le Préfet sur la demande du Médecin-Directeur.

ART. 76.

Le service de l'interne comprend :

1° L'assistance à la visite ;

2° La tenue des cahiers de visite, du cahier de la pharmacie et du cahier des notes pour les observations ;

3° Les pansements ;

4° La rédaction des observations individuelles ;

5° L'administration des médicaments dangereux ;

6° L'administration des douches et la surveillance des bains d'affusion ;

7° L'exécution des prescriptions médicales qui ne peuvent être confiées aux infirmiers ou infirmières.

ART. 77.

L'interne est appelé à donner les premiers secours aux malades en cas de besoin; mais il lui est interdit de prescrire des douches et des bains d'affusion.

Toutes les fois qu'un accident grave se présente, il est tenu de faire avertir immédiatement le Directeur-Médecin.

SECTION XII.

Sœurs hospitalières.

ART. 78.

Le service intérieur de la section des femmes et la direction secondaire des services économiques à la pharmacie, à la cuisine, à l'office, à la lingerie, à la buanderie, au vestiaire et dans les ateliers des femmes sont confiés à des sœurs hospitalières, conformément à un traité fait par le Directeur et approuvé par le Préfet.

ART. 79.

Les sœurs hospitalières sont placées, quant au rapport temporel, et au service médical sous l'autorité du Médecin-Directeur.

ART. 80.

Dans toutes les parties de leurs fonctions qui se rapportent aux services économiques, elles agissent comme déléguées de l'économe qui est seul responsable.

ART. 81.

Le service des sœurs dans l'intérieur de la section des femmes, se compose essentiellement des soins personnels à donner aux femmes aliénées et de la surveillance des quartiers, ce service est continu.

En conséquence, les sœurs qui en sont chargées ne peuvent quitter les divisions, même aux heures des offices et des repas qu'en y laissant au moins une sœur en permanence.

Art. 82.

Les infirmières et les filles de services employées dans la section des femmes sont placées sous les ordres des sœurs.

Art. 83.

La supérieure remplit les fonctions de surveillante en chef, dans la section des femmes. Elle se concerte avec le Directeur-Médecin pour le placement et le déplacement des sœurs dans les divers emplois du service.

Art. 84.

Les servants et les préposés des services économiques dont la direction secondaire est confiée aux sœurs, sont sous les ordres des sœurs attachées à ces services et de la supérieure qui reçoivent de l'économe des ordres relatifs à ces services.

SECTION XIII.

Surveillant et surveillante en chef. Infirmiers et infirmières.

Art. 85.

Le surveillant et la surveillante en chef, les infirmiers et les infirmières sont placés sous l'autorité du Directeur-Médecin, en tout ce qui concerne le service médical et les fonctions qu'ils ont à remplir vis-à-vis des malades.

ART. 86.

Le surveillant et la surveillante en chef sont spécialement chargés de maintenir le bon ordre et la discipline dans leurs sections respectives, d'assister à la distribution des aliments et de veiller à ce qu'elle soit faite conformément aux prescriptions des cahiers de visite, d'assister à la distribution des médicaments et de veiller à ce que les malades les prennent en temps utile, d'assister aux communications des visiteurs avec les malades, et de veiller à ce qu'il ne soit remis à ces derniers, ni comestibles, ni instruments tranchants ou piquants, ni aucun autre objet sans une autorisation écrite du Directeur-Médecin.

ART. 87.

Le service de nuit est institué et comprend :

1° La veille continue d'un infirmier dans la section des hommes et d'une infirmière dans la section des femmes.

2° Des rondes spécialement confiées au surveillant et à la surveillante en chef dans leurs sections respectives.

ART. 88.

Le droit d'ordonner l'emploi des moyens de contrainte appartient exclusivement au Directeur-Médecin.

Si, dans un intérêt de sûreté, les infirmiers et infirmières se trouvent forcés de recourir d'urgence à l'emploi de l'un de ces moyens, ils doivent en rendre compte au surveillant ou à la surveillante en chef, qui sont tenus d'en informer dans le plus bref délai, le Directeur-Médecin ou *à son défaut* en son absence l'élève interne.

ART. 89.

Il est expressément défendu au surveillant et à la surveillante en chef d'infliger aux malades quelque punition que ce soit, et de rien changer aux conditions du régime qui leur est attribué par le règlement ou qui leur est prescrit par le médecin.

ART. 90.

Tout infirmier ou infirmière convaincu d'avoir maltraité un malade est immédiatement révoqué par le Directeur, sans préjudice des poursuites judiciaires qui pourraient être intentées.

SECTION XIV.

Aumônier.

ART. 91.

Le service religieux est confié à un aumônier nommé par l'évêque de Laval, sur une liste de trois candidats que désigne le Préfet.

ART. 92.

L'aumônier célèbre la messe tous les jours, et vêpres, salut et exercices d'usage dans l'établissement tous les Dimanches et jours de fête :

L'heure de la messe est fixée à huit heures les dimanches et jours fériés et à sept heures les jours non fériés.

Il administre les secours spirituels aux malades ainsi

qu'aux fonctionnaires, employés et gens de service qui les réclament; tous autres exercices particuliers et extraordinaires ne peuvent alors avoir lieu que du consentement du Directeur-Médecin.

ART. 93.

L'aumônier accomplit gratuitement les services religieux qui sont à la charge de l'établissement ou qui seraient réclamés par les familles; il n'a droit à aucun casuel.

ART. 94.

Les aliénés des deux sexes ne sont admis aux offices qu'avec la permission du Directeur-Médecin.

ART. 95.

Ils doivent être complétement séparés dans l'intérieur de la Chapelle.

ART. 96.

Avant de communiquer avec les aliénés, l'aumônier doit prendre les indications nécessaires. Il doit s'abstenir de toute relation avec eux, dans le cas où le Directeur-Médecin déclare que sa présence peut leur être préjudiciable.

ART. 97.

L'aumônier est appelé à fournir au Directeur-Médecin, lors de la préparation de l'état des consommations présumées et du budget, un exposé des besoins matériels du service religieux.

SECTION XV.

(Position de reposants.)

ART. 98.

Sur la demande du Directeur-Médecin, un arrêté du Préfet soumis à l'approbation du Ministre de l'Intérieur, pourra accorder la position de reposant à tous les employés résidants dans l'établissement qui n'auraient pas été adjoints aux caisses départementales.

SECTION XVI.

Admissions, sorties, décès.

ART. 99.

Le Directeur-Médecin se conforme aux dispositions de la loi du 30 juin 1838, qui règlent les formalités relatives à l'admission, au séjour et à la sortie des aliénés.

ART. 100.

Les aliénés placés par l'autorité sur la présentation de l'ordre de placement et les aliénés placés par les familles sur la justification des formalités légales et réglementaires sont admis dans l'Asile à toute heure du jour et de la nuit.

Art. 101.

Au moment de l'admission, le Directeur-Médecin ou à son défaut l'interne, rédige le bulletin médical d'admission, visite le malade, désigne la division où il doit être placé et lui donne les premiers soins.

Art. 102.

Les pensionnaires entretenus au compte des familles sont divisés en 4 classes :

Première classe	3, 75
Deuxième classe	2, 75
Troisième classe	1, 80
Quatrième classe	1, 40

Cette dernière forme, avec les aliénés en traitement au compte du département, la classe du régime commun.

Art. 103.

Les pensions se paient d'avance par trimestre ou par mois.

L'échéance de toute pension est fixée au premier de chaque mois, et le premier paiement au moment de l'admission se compose des journées à courir jusqu'à la fin du mois jointes à celles du mois suivant.

Tout mois commencé est dû en entier à l'établissement.

En cas de sortie ou décès de pensionnaires, les sommes qui auraient été payées d'avance sont remboursées, déduction faite du mois échu ou commencé.

Art. 104.

Chaque pensionnaire est tenu d'apporter en entrant un trousseau dont la composition est déterminée par le réglement intérieur (modèle n° 15).

Le trousseau est entretenu aux frais de la famille. Il lui est rendu dans l'état où il se trouve à la sortie ou au décès du pensionnaire.

S'il n'est pas retiré dans les six mois qui suivent la sortie ou la notification du décès, il devient la propriété de l'établissement.

Art. 105.

Des abonnements peuvent être faits :

1° Par un surveillant attaché au service particulier d'un malade ;

2° Ou par une surveillante attachée au service particulier d'une malade à raison de 1,65 par jour ;

3° Pour l'entretien du trousseau d'un pensionnaire ou d'une pensionnaire de 1re classe, de 2me classe, de 3me classe. Ces abonnements sont payés de la même manière et aux mêmes époques que le prix de pension.

Ils peuvent être pris à toute époque, toutefois le trousseau doit être préalablement reconnu et mis en bon état.

Art. 106.

Le chauffage et l'éclairage des chambres particulières se paient en sus du prix de la pension, en raison des fournitures faites et aux prix déterminés par le Directeur sur la proposition de l'économe.

ART. 107.

Les vêtements, linge et objets divers appartenant aux aliénés entretenus au compte des départements sont inventoriés au moment de leur admission et déposés dans un magasin spécial pour être rendus aux malades au moment de leur sortie.

En cas de décès, les effets mobiliers servant à l'usage personnel des malades deviennent la propriété de l'établissement ; les autres effets mobiliers laissés par les malades dans l'Asile à leur décès appartiennent aux héritiers légitimes ou au domaine de l'État, en vertu des articles 731, 767 et 761 du Code Napoléon.

ART. 108.

Si, au moment de la sortie d'un malade entretenu au compte des départements, les objets d'habillement qui doivent lui être remis sont insuffisants, l'administration de l'Asile les remplace ou les complète.

ART. 109.

Les aliénés dont la sortie est permise ou ordonnée ne peuvent être remis qu'aux ayant-droit sur leur personne ou à des représentants dûment autorisés.

Ne sont également remis qu'aux ayant-droit ou à leurs représentants et seulement sur décharge écrite, les objets de toute nature appartenant aux malades sortant.

ART. 110.

S'il arrive qu'une aliénée vienne à accoucher dans l'établissement, le Directeur prend les mesures nécessaires à la conservation de l'enfant, fait la déclaration de la naissance à l'officier de l'état civil et en donne avis au Préfet.

ART. 111.

En cas de décès d'un aliéné, le Directeur est tenu d'en donner avis dans les 24 heures à l'officier de l'état civil et de faire inscrire sur un registre spécial les détails et les renseignements nécessaires à la rédaction de l'acte de décès.

ART. 112.

En cas de décès par suite de suicide ou de meurtre, le Directeur-Médecin appelle un officier de police à constater avec lui l'état du cadavre et les circonstances dans lesquelles le décès a eu lieu.

Il en rédige un procès-verbal qui est transcrit sur le registre légal, à la suite des annotations mensuelles.

ART. 113.

Les inhumations sont réglées et tarifées conformément à un arrêté pris par le Directeur sur l'avis de la commission de surveillance et approuvée par le Préfet.

ART. 114.

L'inhumation des aliénés entretenus au compte des départements est gratuite.

SECTION XVII.

Régime alimentaire.

Art. 115.

Le régime alimentaire est réglé par classes correspondantes aux classes de pension.

Art. 116.

Les aliénés entretenus au compte des départements sont assimilés aux pensionnaires de la dernière classe.

Les employés, préposés et servante nourris sont rangés, par assimilation dans une des classes établies.

Les infirmiers, infirmières et servants sont assimilés à la dernière classe.

Les sœurs hospitalières, l'interne et le surveillant en chef sont assimilés à la première classe.

Art. 117.

Le régime alimentaire est gras les dimanche, lundi, mardi, mercredi et jeudi; maigre, les vendredi et samedi de chaque semaine.

Les abstinences du carême ne peuvent être imposées aux aliénés et ne peuvent être autorisées, sur leur demande, que d'après la prescription écrite du Directeur-Médecin.

Art. 118.

Le régime est fixé pour chaque classe conformément aux tableaux Nos 6, 7, 8, 9 et 10.

ART. 119.

Le régime alimentaire ne peut être modifié individuellement qu'en vertu des prescriptions du Directeur-Médecin dans les limites tracées par le modèle N° 2, pour les mets de remplacement.

ART. 120.

Tous les repas sont pris en commun et dans les réfectoires, sauf le cas où d'après la prescription du Médecin-Directeur, certains pensionnaires doivent manger isolément.

L'heure des repas est fixée ainsi qu'il suit :

Premier repas, une heure après le lever.

Deuxième repas, à 11 heures du matin.

Troisième repas, à 5 heures du soir.

ART. 121.

Une ration supplémentaire de 60 grammes de pain et 80 centilitres de cidre ou de bière est attribuée sur l'avis du médecin aux aliénés employés aux travaux pénibles.

SECTION XVIII.

Coucher, Habillement et mesures de propreté.

ART. 122.

Les lits des dortoirs pour les aliénés du régime commun sont en fer et se composent d'une sommier ou d'une paillasse, d'un matelas de laine et de crin, d'un traversin de laine et de crin ou de plume; les lits des infirmiers ont de plus un second matelas et un oreiller de plume; chaque lit compte deux couvertures en laine et au besoin unc courte-pointe ou un duvet pour l'hiver.

ART. 123.

Les lits des malpropres ont un fond garni en zinc formé de quatre plans inclinés vers un orifice central ouvrant sur un tiroir à cuvette.

Ils ont pour fourniture ou des matelas de balles d'avoine coupés en trois segments, ou de la zostère ou de la paille.

ART. 124.

Les lits d'agités doivent être fixés au sol; leurs fournitures sont appropriées à l'état des malades.

ART. 125.

Les lits des infirmiers sont munis de rideaux attachés au plafond, au moyen d'anneaux, et cédant sous l'influence d'une faible traction.

ART. 126.

Il y a pour chaque lit d'infirmerie, une table de nuit et pour chaque lit de dortoir un vase de nuit en faïence.

ART. 127.

Le vestiaire et la lingerie sont approvisionnés de manière à fournir à chaque aliéné entretenu au compte du département les objets déterminés par le modèle n° 14 et à en permettre le renouvellement, ainsi qu'il est spécifié au présent règlement.

Art. 128.

Un arrêté du Dire cteur-Médecin approuvé par le Préfet détermine l'uniforme des infirmiers et des infirmières. Cet uniforme est fourni par l'administration de l'Asile. Il se compose pour les hommes d'une tunique en drap gris bleu, avec collet et passe-poil garance, d'un képi-casquette en même étoffe. Pour le travail, la tunique est remplacée par une veste ronde de même étoffe, les boutons métal blanc portent en exergue le nom d'*Asile de Mayenne*.

Pour les femmes, la robe et la pélerine à pointe sont en mérinos noir, le tablier est en chamette noire. Le bonnet est noir sur blanc.

Le port de l'uniforme est obligatoire, les infirmiers et infirmières qui quittent l'Asile doivent le rendre en état.

Art. 129.

Les objets d'habillement et de literie sont changés ainsi qu'il suit :

Les chemises, mouchoirs, bas, chaussettes, bonnets, tabliers, etc., au moins une fois par semaine.

Les bonnets de nuit, cravattes tous les quinze jours, les draps de lit, taies d'oreiller, pantalons de toile tous les mois.

Les pantalons, gilets, vestes d'étoffe, jupes, jupons, camisoles, tous les trois mois.

Les souliers, sabots, chapeaux, toutes les fois qu'il est nécessaire.

Le vertiaire et les couvertures d'hiver sont distribuées le 1er octobre au plus tard ; le vertiaire et les couvertures d'été le 1er mai au plus tôt.

Toutefois ces époques ne sont pas de rigueur absolue; elles peuvent être avancées ou reculées suivant l'exigence de la température et sur la prescription spéciale du Directeur-Médecin.

Art. 130.

Les objets détruits ou souillés par les agités ou les malpropres sont renouvelés chaque fois qu'il est nécessaire.

Art. 131.

Des dispositions sont arrêtées par le Directeur-Médecin pour que les aliénés prennent dans le cours de l'année, au moins deux bains généraux et six bains de pieds.

Art. 132.

Des lavoirs sont installés dans chaque division de l'établissement.

Art. 133.

Chaque aliéné a pour son usage privé une brosse et un peigne à tête.

Toutes les semaines on fait la barbe aux hommes et tous les trois mois on leur coupe les cheveux.

SECTION XIX.

Travail.

ART. 134.

Le travail est institué dans l'Asile comme moyen de traitement ou de distraction pour les malades.

ART. 135.

Le médecin désigne seul les aliénés qui doivent y prendre part et le genre de travail auquel ils peuvent être occupés.

Le travail comprend :

1° La participation aux soins du ménage et aux travaux des services généraux ;

2° Les travaux de culture, de jardinage et de terrassement ;

3° Les travaux de couture et de blanchissage ;

4° Les travaux relatifs à l'entretien de l'établissement et du mobilier;

5° Travaux divers.

ART. 136.

Il est interdit d'occuper habituellement les aliénés à aucun des travaux qui consistent exclusivement dans l'emploi de la force musculaire et qui sont à l'usage des animaux, tels que mise en mouvement de pompes, roues, manéges, etc., et de louer leurs bras à des tiers pour des travaux quelconques.

ART. 137.

Le produit du travail appartient à l'établissement. Une rémunération de dix centimes est attribuée pour chaque journée de travail aux aliénés entretenus au compte des départements.

ART. 138.

La journée de travail est de dix heures.

Les surveillants constatent chaque jour nominativement sur un état mensuel, le travail réel de chaque aliéné, suivant la durée par journée ou par fraction de journée équivalente au quart, à la moitié, aux trois quarts.

ART. 139.

Ledit état, visé par le Directeur-Médecin et par l'économe, constate les droits de rémunération de chaque aliéné entretenu au compte des départements.

Le solde en est fait chaque mois par le receveur économe, sur un mandat du Directeur revêtu pour ordre de l'acquit de l'économe.

ART. 140.

Le montant des rémunérations individuelles est porté au crédit du compte particulier ouvert aux travailleurs sur le registre du pécule tenu par le receveur-économe.

ART. 141.

Le produit du travail est accumulé au crédit de chaque

travailleur, jusqu'à concurrence de quinze francs reservés à titre de pécule éventuel de sortie.

Toutefois, il pourra être fait emploi, au profit de l'aliéné travailleur de la somme provenant de la rémunération de son travail lorsque son pécule aura atteint le chiffre de *cinq francs*.

Art. 142.

Tout aliéné sortant a droit à recevoir intégralement le montant de son pécule.

Art. 143.

Tout aliéné sortant pour cause de guérison, et dont le pécule n'a pas atteint le taux fixé par l'article 157 a droit au complément de son pécule.

La somme complémentaire est ordonnancée par le Directeur et imputable sur le crédit ouvert au budget pour la rémunération du travail.

Art. 144.

Il est fait emploi au profit de l'aliéné travailleur sur sa demande, ou sur celle des surveillants ou des surveillantes avec l'approbation du Directeur-Médecin de tout le produit de son travail qui dépasse le montant de son pécule éventuel de sortie.

Art. 145.

Avec l'approbation et sur l'ordre du Directeur-Médecin, l'aliéné travailleur peut disposer de l'excédant de son pécule en faveur de l'un de ses parents, père, mère, époux, enfant, frère ou sœur, neveu ou nièce.

ART. 146.

En cas de décès, le pécule de l'aliéné travailleur appartient tout entier à l'établissement, il en est de même des objets qui ont pu être acquis à son profit, sur la rémunération du travail.

SECTION XX.

Occupations intellectuelles et distractions.

ART. 147.

Des occupations intellectuelles et des distractions au moyen de jeux, sont assurées aux aliénés qui y prennent part, sur la désignation du Directeur-Médecin et lorsqu'il s'agit d'exercices corporels, sous la surveillance des infirmiers et infirmières.

Il est interdit aux aliénés de jouer de l'argent.

ART. 148.

Les aliénés entretenus au compte des départements, qui, au moment de leur entrée, sont reconnus avoir l'habitude du tabac, reçoivent gratuitement une quantité de tabac en poudre ou à fumer qui ne peut excéder 10 grammes par jour.

Du tabac à priser ou à fumer, en quantité déterminée par suite de convention, est fournie aux aliénés pensionnaires sur la demande de leurs familles.

ART. 149.

Aucun aliéné n'est autorisé à avoir à sa disposition le moyen de faire du feu.

Il n'est permis aux aliénés de fumer qu'à des heures déterminées et sous la surveillance des infirmiers.

SECTION XXI.

Visites et sorties.

ART. 150.

Les aliénés ne peuvent être visités que par leurs parents et leurs amis et sur une permission écrite du Directeur-Médecin où à son défaut de l'élève interne.

ART. 151.

Les visites se font au parloir ou dans les jardins sous la surveillance des infirmiers ou des infirmières.

Dans les cas exceptionnels de convenance, et de nécessité reconnues par le Directeur, elles peuvent se faire dans les divisions ou dans les chambres des pensionnaires.

ART. 152.

Les visites ont lieu pour les familles qui habitent la ville les mardi, jeudi et samedi de chaque semaine de 9 heures à 11 heures du matin, et de 2 heures à 4 heures du soir.

Pour les familles qui habitent les environs, les visites

peuvent avoir lieu tous les jours aux mêmes heures, excepté le dimanche.

La durée de la visite peut être limitée dans un temps déterminé dans la permission écrite.

Elle doit immédiatement cesser toutes les fois qu'elle a pour effet d'agiter le malade.

ART. 153.

Aucun aliéné ne peut faire de promenade extérieure s'il n'est accompagné d'un infirmier ou d'une infirmière ou s'il n'est confié à un parent ou à un ami qui prend la responsabilité du malade au seuil de l'établissement.

ART. 154.

Le Directeur transmet au moins une fois par mois, quand les familles le demandent, un bulletin constatant l'état mental et physique des malades.

SECTION XXII.

Emploi de la journée.

ART. 155.

Les aliénés se lèvent du 1er avril au 1er octobre à 5 heures du matin, et du 1er octobre au 1er avril à 6 heures.

Ils se couchent à 8 heures du soir dans la première période et dans la seconde à 7 heures du soir.

Art. 156.

Une demi-heure est consacrée chaque matin immédiatement après le lever à la toilette et aux soins de propreté.

Art. 157.

Le travail commence à 7 heures jusqu'à la visite médicale. Il est repris ensuite jusqu'à onze heures et il recommence à 1 heure de l'après-midi jusqu'à 5 heures.

Art. 158.

La prière du matin avant le travail, la prière du soir avant le coucher et les prières avant et après chaque repas sont faites à haute voix par un malade, ou un infirmier dans la division des hommes, et par les sœurs, dans les divisions des femmes.

Art. 159.

La durée de chaque repas et de la récréation qui suit est de 2 heures. Une récréation de 2 heures a toujours lieu entre la cessation du travail et le coucher.

SECTION XXIII.

Dispositions Générales.

Art. 160.

La porte de l'établissement est ouverte à 5 heures du matin du 1er avril au 30 octobre, et à 6 heures du matin du 1er octobre au 31 mars et fermée à 9 heures de soir en toute saison.

ART. 161.

Les employés qui habitent l'établissement ne peuvent y entrer ou en sortir avant ou après les heures fixées par le réglement, sans une autorisation écrite du Directeur-Médecin.

ART. 162.

Les personnes étrangères à l'établissement ne sont admises à le visiter qu'avec l'autorisation et sous la responsabilité du Directeur-Médecin.

ART. 163.

Nul étranger ne peut être autorisé à se mettre en rapport avec les malades.

ART. 164.

Toute introduction de comestibles, de boissons spiritueuses, d'instruments tranchants ou piquants, de livres, de journaux et généralement d'objets susceptibles d'un emploi dangereux ou nuisible dans un établissement d'aliénés est rigoureusement interdite hors le cas où le Directeur-Médecin juge devoir l'autoriser.

ART. 165.

Les aliénés ne peuvent avoir d'argent à leur disposition qu'avec l'autorisation du Directeur-Médecin.

ART. 166.

Il est interdit à toutes les personnes attachées au service administratif ou médical de la maison de recevoir sous aucun prétexte aucune somme d'argent soit comme rémunération de services particuliers, soit comme dépôt pour l'usage et le compte des pensionnaires.

Les dépôts d'argent ne peuvent être reçus que par le receveur-économe.

ART. 167.

Le Directeur-médecin, les internes, l'aumônier ont seuls le droit de pénétrer pour l'exercice de leurs fonctions respectives dans la division des hommes et celles des femmes.

Est interdite aux employés du sexe masculin l'entrée dans la division des femmes, si ce n'est pour les besoins du service.

ART. 168.

Le Directeur-Médecin peut autoriser des absences qui n'excèdent pas huit jours ; toute absence de plus longue durée doit être autorisée par le Préfet.

ART. 169.

Les infirmiers, infirmières, servants et servantes ne peuvent sortir le jour et découcher qu'avec l'autorisation du Directeur.

Art. 170.

Des peines disciplinaires sont applicables aux employés, préposés et gens de service, à l'exception du receveur-économe, de l'aumônier et des sœurs hospitalières.

Elles consistent :

1° Dans la réprimande applicable à tous les employés préposés et gens de service ;

2° Dans la consigne à l'intérieur applicable à ceux qui résident dans l'établissement;

3° Dans la garde hors de tour applicable aux élèves internes ;

4° Dans l'augmentation temporaire des heures de travail pour les commis aux écritures;

5° Dans la privation de sortie pour les infirmiers et infirmières et gens de service.

Art. 171.

Les peines disciplinaires sont prononcées par le directeur.

Art. 172.

Le Directeur-Médecin doit soumettre à l'approbation du Préfet, après avoir pris l'avis de la commission de surveillance, les réglements particuliers qu'il jugera utile d'instituer pour compléter en ce qui se rapporte aux mesures de discipline, d'ordre et de police intérieure.

Approuvé par la commission de surveillance

le 1er mai 1869.

Ont signé :

MM. Verlet, Le Marchant, Richard de Villiers.

Pour copie conforme :

Le Directeur-Médecin,

Signé : Dr Henry Bonnet.

Approuvé :

Paris, le 7 *août* 1869.

Le Ministre sécrétaire d'État au département de l'Intérieur.

Signé : de Forcade.

Pour copie conforme :

Le Directeur-Médecin de l'Asile.

Dr Henry Bonnet.

RÉGIME ALIMENTAIRE

Le régime alimentaire est divisé en deux sections :
Le régime de l'infirmerie et le régime des valides.

RÉGIME DE L'INFIRMERIE

Les aliénés en traitement, ceux placés à l'infirmerie, soit en raison de leur état valétudinaire, soit comme atteints de maladies accidentelles, sont soumis à quatre degrés d'alimentation qui suivent :

1° *A la diète absolue* : Les malades ne reçoivent que des boissons médicamenteuses ;

2° *A la diète simple* : De 1 à 4 bouillons, ou vin, ou cidre, ou bière, ou lait, en quantités déterminées dans le tableau ci-dessus ;

3° *Aux potages ou soupes* : 2 soupes ou 2 potages, ou une soupe et un potage au gras, au maigre ou au lait ;

4° *Aux aliments solides* : Le quart, la demie ou la portion entière. Dans ce cas, les allocations rentrent suivant la classe du malade dans les conditions exprimées aux tableaux Nos 5, 6, 7, 8 et 9, indiquant le tarif du régime alimentaire. Elles sont, au surplus, subordonnées aux prescriptions du Médecin-Directeur.

Pour les prescriptions ci-dessus indiquées il est alloué :

Pour chaque bouillon gras ou maigre.		25	centilit.
—	au lait	25	»
—	au vin (ration pour 24 h.)	25	»
Pour chaque potage au lait ou au bouillon.	Riz	25	gram.
	Vermicelle	25	»
	Semoule	25	»
	Pâtes féculentes	25	»
	Orge, gruau	25	»
Pain pour soupe		25	»
» à panade		40	»
Chocolat à l'eau		40	»
» au lait		20	»
Café vert		8	»
Sucre		15	»

RÉGIME DES VALIDES

Sœurs, Employés et Pensionnaires.

Potage ou soupe au gras ou au maigre
Beurre frais ou fromage ou café au lait
Ou chocolat à l'eau ou au lait.

Potage ou soupe au gras ou au maigre.
Viande bouillie et désossée.
Entrée : viande ou poisson frais ou demi entrée avec demi légumes.
Dessert : beurre, fromage, pâtisseries, fruits secs ou de saison.

Soupe ou potage au gras ou au maigre,

Ou œufs, ou laitage.
Dessert : comme au dîner.

RÉGIME COMMUN

MALADES	GENS DE SERVICE
Premier repas.	
Soupe grasse ou maigre.	Soupe grasse ou maigre, beurre, ou fromage, ou rillettes.
Second repas.	
Soupe grasse, ou maigre, viande bouillie et désossée ou lard salé ou viande en ragoût, avec légumes frais ou secs.	Comme au régime commun.
Troisième repas.	
Comme au dîner, avec fromage ou beurre ou confitures, comme mets de remplacement.	Comme au régime commun.

ASILE PUBLIC D'ALIÉNÉS DE MAYENNE

CAHIER DE VISITE

DIVISION VISITE DU 187

NOMS DES MALADES	TISANES	MÉDICAMENTS INTERNES	MÉDICAMENTS EXTERNES

TARIF POUR LES ASSAISONNEMENTS

DES ALIMENTS GRAS OU MAIGRES

QUANTITÉS	DÉSIGNATIONS ET QUANTITÉS DES ALIMENTS AUXQUELS S'APPLIQUENT LES FIXATIONS POUR ASSAISONNEMENTS	FIXATION DES SUBSTANCES QUI DEVRONT COMPOSER LES ASSAISONNEMENTS							
		Sel	Poivre et épices	Beurre	Graisse	Huile	Vinaigre	Plantes potagères	Lait et cassonnade
		kil. gr.	k. gr.	kil. gr.	kil. gr.	gr.	gr.	gram.	lait — cass.
	Par litre de bouillon								
	gras	» 10	» 40	» »	» 05	»	»	50	» — »
	maigre. . .	» 10	» 40	» 08	» 05	»	»	100	» — »
	Morue au blanc. . .	» »	» »	3 500	» »	»	»	»	» — »
	Raves au lait	» »	» »	» »	» »	»	»	»	72 — 25
	Haricots secs. . . .	1 »	» 05	6 250	4 700	»	»	»	» — »
	Pois secs	1 »	» 05	7 600	5 750	»	»	»	» — »
	Pommes de terre, navets.	1 »	» 05	2 »	1 400	»	»	»	» — »
	Carottes	» »	» »	» »	» »	»	»	»	» — »
	Salade.	2 500	» 08	» »	» »	10	8	»	» — »
	Œufs	» »	» »	» 750	» 750	»	»	»	15 — 1,500
	Viande en ragoût. .	2 500	» 10	3 500	3 500	»	»	»	» — »

ASILE PUBLIC D'ALIÉNÉS DE MAYENNE

ÉTAT DE CONSTATATION DES RESTES DE LA VEILLE

INDICATIONS DES REPAS	NATURE	RESTES CONSTATÉS DANS LES DIVISIONS							RESTES APRÈS EN DISTRIBUTION		TOTAUX	OBSERVATIONS
		Division	Division	Division	Division	Division	Division	Division	à l'Office	à la Cuisine		
1er Repas . .												
2e Repas. . .												
3e Repas. . .												
Pain												
Vin, cidre ou bière. . .												
Sel.												
Beurre. . . .												
Poivre												

ASILE PUBLIC D'ALIÉNÉS DE MAYENNE

INVENTAIRE DU MOBILIER DE L'ASILE

NUMÉROS D'ORDRE		DÉSIGNATION DES MEUBLES	DATE DES ACHATS	VALEUR D'ACHAT	OBSERVATIONS
de l'inventaire précédent	du présent inventaire				
		Bureau.			
		Appartement du Directeur-médecin			
		Dortoirs.			
		Réfectoirs. . . .			
		Infirmeries . . .			
		Chapelle			
		Ateliers.			
		Cuisine.			

ASILE PUBLIC D'ALIÉNÉS DE MAYENNE

ÉTAT DES OBJETS D'HABILLEMENT QUI DOIVENT ÊTRE FOURNIS A CHACUN DES ALIÉNÉS ENTRETENUS AU COMPTE DU DÉPARTEMENT

HOMMES		FEMMES	
HIVER	ÉTÉ	HIVER	ÉTÉ
Une chemise Un pantalon Un gilet de laine Une veste idem. Une paire de bas de coton ou de laine. Id. chaussons de laine. Id. de sabots. Un bonnet de laine. Un mouchoir de poche Une crayate de laine. Un gilet de tricot de laine ou de coton pour les vieillards, ou les travailleurs.	Une chemise. Un pantalon. Un gilet. Une veste. Une paire de bas de fil ou de coton. Une paire de sabots. Un chapeau de paille. Une cravatte de cotonnade. Un mouchoir de poche.	Une chemise. Un robe en étoffe de laine. Un jupon, idem. Une paire de bas de coton ou de laine. Chaussons de laine. Une paire de sabots. Un bonnet blanc et une serviette. Un mouchoir de poche. Un peignoir de bain.	Une chemise Une robe en étoffe de coton. Un jupon, idem. Une paire de bas de coton. Une paire de sabots. Un bonnet blanc serre-tête. Un fichu. Un mouchoir de poche. Un peignoir de bain.

ASILE PUBLIC D'ALIÉNÉS DE MAYENNE

Bulletin de la population à nourrir le d'après la population constatée la veille au soir.

DIVISION DES HOMMES

DÉSIGNATION DES DIVERSES CATÉGORIES A NOURRIR	EFFECTIF	SECTION DU RÉGIME ORDINAIRE: S. Joseph	S. Louis	S. Julien	S. Jean	Infirmerie.	RÉGIME EXCEPTIONNEL	PAIN SUPPLÉMENT.	QUANTITÉ TOTALE DU PAIN
PENSIONNAIRES DE 1re classe. .									
PENSIONNAIRES DE 2me classe. .									
PENSIONNAIRES DE 3me classe. .									
PENSIONNAIRES DE 4me classe. .									
Aliénés au compte du département. .									
Total des malades.									
PERSONNEL Interne. . . .									
PERSONNEL Surveill.-chef.									
PERSONNEL Gardiens. . .									
PERSONNEL Servants . . .									
Total du personnel									

DIVISION DES FEMMES

DÉSIGNATION DES DIVERSES CATÉGORIES A NOURRIR	EFFECTIF	SECTION DU RÉGIME ORDINAIRE: Sainte Marie	Sainte Claire	Sainte Marthe	Sainte Eugénie	Infirmerie.	RÉGIMF EXCEPTIONNEL	PAIN SUPPLÉMENT.	QUANTITÉ TOTALE DU PAIN
PENSIONNAIRES DE 1re classe. .									
PENSIONNAIRES DE 2me classe. .									
PENSIONNAIRES DE 3me classe. .									
PENSIONNAIRES DE 4me classe. .									
Aliénées au compte du département. .									
Total des malades									
PERSONNEL Sœurs. . . .									
PERSONNEL Gardiennes. .									
PERSONNEL Domestiques .									
Total du personnel									

RÉGIME EXCEPTIONNEL

SECTIONS		CAFÉ	CHOCOLAT	POTAGES au gras	POTAGES au maigre	POTAGES au lait	BOUILLON	VIN	METS DE REMPLACEMENT
HOMMES...	St. Joseph...								
	St. Louis...								
	St. Julien...								
	St. Jean....								
	Infirmerie...								
FEMMES...	Ste Marie...								
	Ste Claire...								
	Ste Marthe...								
	Ste Eugénie...								
	Infirmerie...								
TOTAUX...									

MAYENNE, IMP. A. DERENNE. — PARIS, BOULEVARD SAINT-MICHEL, 52.

Imprimerie A. DERENNE, Mayenne. — Paris boulevard Saint-Michel, 52

www.ingramcontent.com/pod-product-compliance
Ingram Content Group UK Ltd.
Pitfield, Milton Keynes, MK11 3LW, UK
UKHW022137190726
13855UKWH00003B/1189